子どものお口どう育つの？

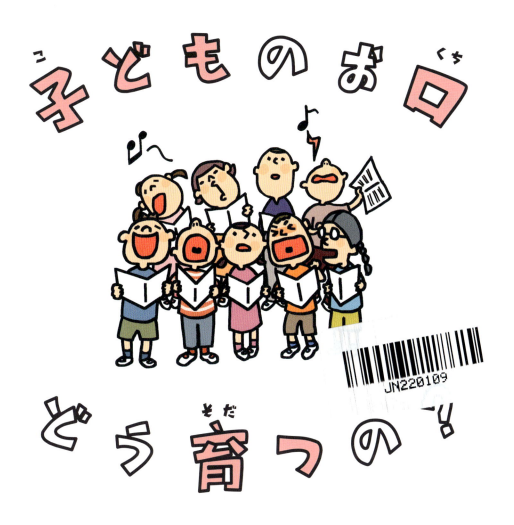

～ 口腔機能の発達がわかる本 ～

監修・解説／田村文誉　解説／木本茂成　弘中祥司
絵／鈴木あつよ

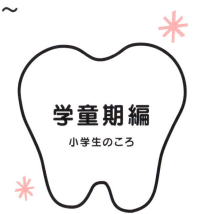

学童期編
小学生のころ

医歯薬出版株式会社

この本について

　『子どものお口 どう育つの？』というタイトルのこの本を手に取ったあなたは、子どものお口について、ちょっと気になっていることがあったり、わからないことがあったりするということかと思います。

　子どもがうまれてくるとき、歯はまだ生えていません。しだいに乳歯（子どもの歯）が生えはじめ、それが6歳前後で抜けはじめ、永久歯（大人の歯）が出てきます。子どもの口の成長はおおよそこうした感じです。

　ところで、いままで母乳やミルクを飲んでいた赤ちゃんは、歯が生えてくると次第に形のある食べものを口にするようになります。食べものをしっかり噛んで食べられるようになると、身体も成長していきます。

　また、赤ちゃんのころには大人をまねして声を発するようになりますが、成長するとしっかりと声を出し、会話ができるようになります。

　このように、子どもの口は「歯が生える」ということが、「噛んで食べること」、「身体の成長」「呼吸や発声、会話」などのさまざまなことにつながります。こうした口の役割を「口腔機能」といいます。

　この本は、そうした子どもの口腔機能について、絵本のおはなしでまとめました。おはなしのなかで、口腔機能がかかわるちょっと気になる点については、本のしたの部分にサインがあります（歯と歯並び　、食べること　、身体・会話・呼吸　）。この「歯と歯並び」「食べること」「身体・会話・呼吸」はそれぞれ本の後ろに解説があります。口腔機能の発達・発育がどのようなものなのか、気になったらぜひお読みください。

　そして、子どもの口腔機能について気になることがあれば、ぜひとも、歯科医院に相談をしてみてください。歯科医院では、「むし歯をなおす」といったこれまでの治療に加えて、口の機能全体をみられるようになってきています。子どもの口を通して、全身の発達・発育のお手伝いができるかもしれません。

医歯薬出版株式会社

子どものお口どう育つの？

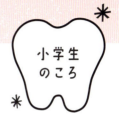
小学生のころ

目次

- おはなし ……………………………… P.02

[解説]
- 学童期の歯と歯並び（執筆／木本茂成）……… P.23
- 学童期の食べること（執筆／田村文誉）……… P.27
- 学童期の身体・会話・呼吸（執筆／弘中祥司）……… P.31

ご解説いただいた先生

[歯と歯並び]
木本茂成先生
神奈川歯科大学大学院歯学研究科 口腔統合医療学講座小児歯科学分野 教授

[食べること]
田村文誉先生
日本歯科大学附属病院 口腔リハビリテーション科 教授
日本歯科大学口腔リハビリテーション多摩クリニック

[身体・会話・呼吸]
弘中祥司先生
昭和大学歯学部 スペシャルニーズ口腔医学講座口腔衛生学部門 教授

絵 / 鈴木あつよ

デザイン / 株式会社トラック　アートディレクター　西村貴之

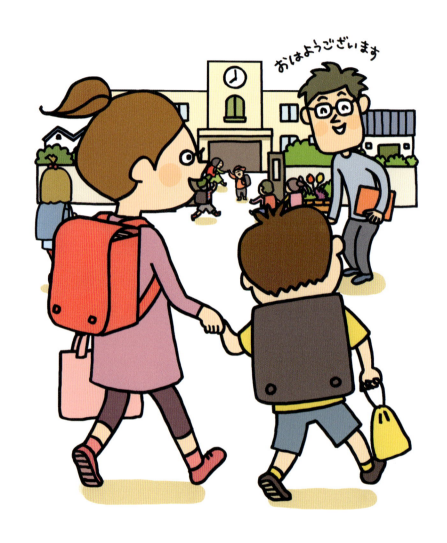

お姉ちゃんと いっしょに 学校にいきます。

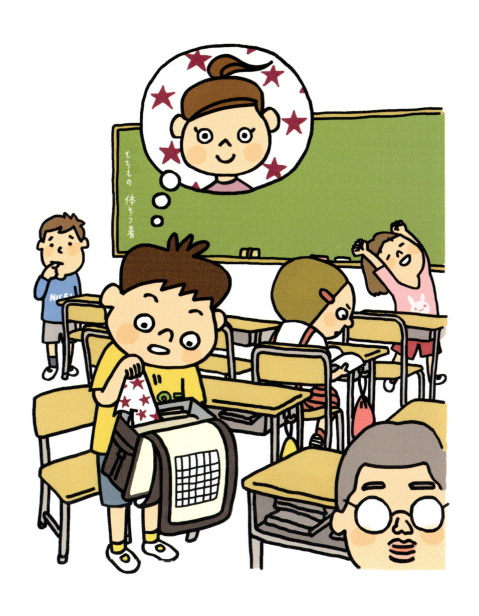

あれれ、これ、お姉ちゃんのハンカチだ。

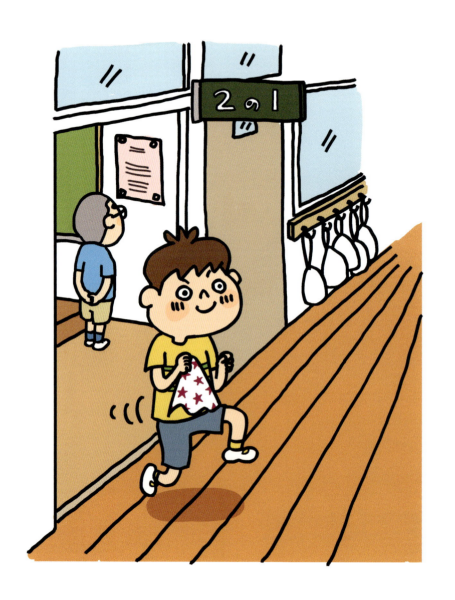

ハンカチなくて、こまっているかなぁ。
きっと、困(こま)っているよね。

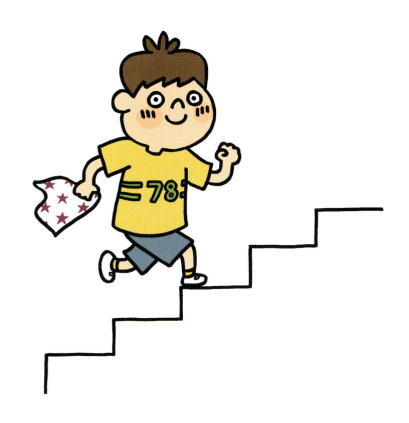

そうだ、お姉ちゃんに渡しにいこう！
お姉ちゃんの教室は、上の階。

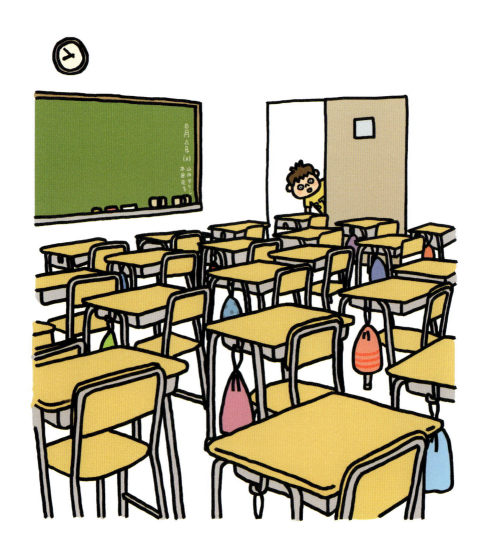

あれれ、教室のなかにはだれもいないや。
体育の授業で外にいるのかな？

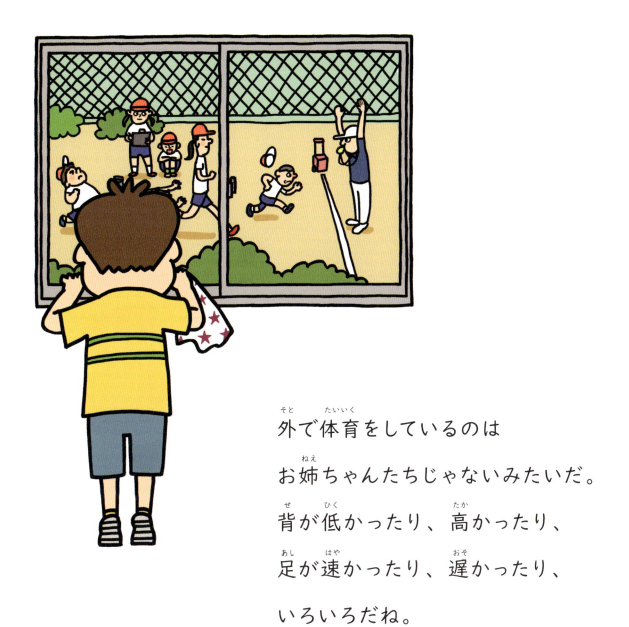

外で体育をしているのは
お姉ちゃんたちじゃないみたいだ。
背が低かったり、高かったり、
足が速かったり、遅かったり、
いろいろだね。

おや、
あっちの教室からは歌が聞こえてくるぞ。
音楽の授業中かな？

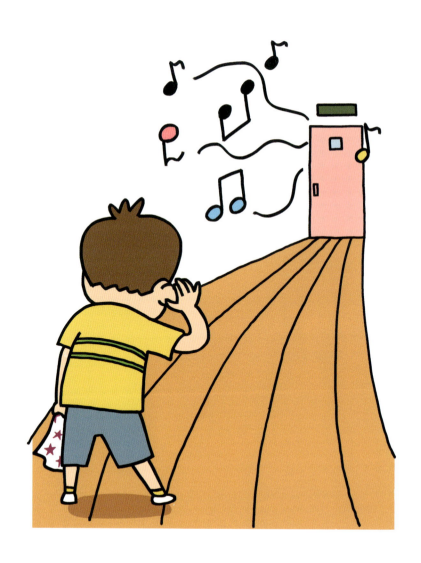

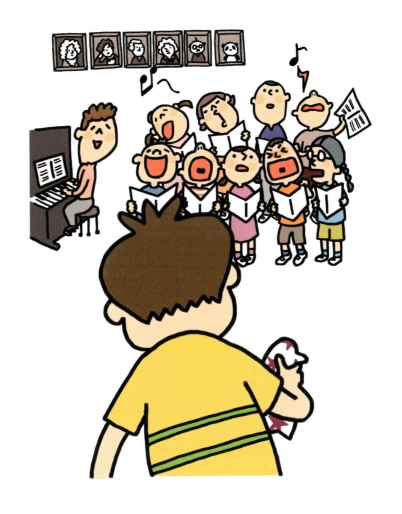

歌っているのは、
お姉ちゃんたちじゃないみたいだ。
みんなで歌っているけど、
ちょっと外れている声も聞こえるなぁ。

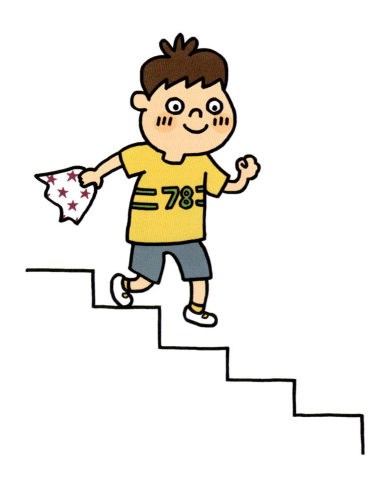

お姉ちゃん、どこだろう。
下の階かな。

あれれ、保健室からは泣き声が聞こえてくるぞ。

もしかして…

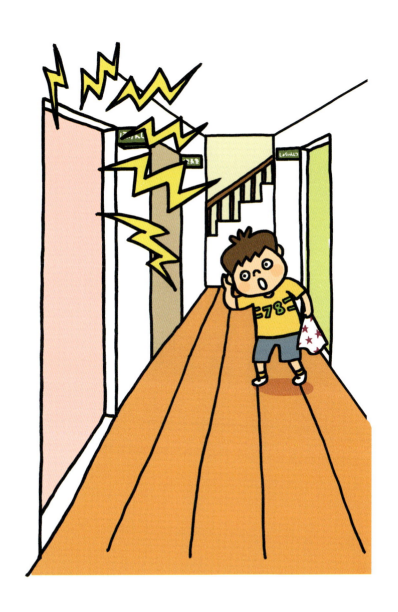

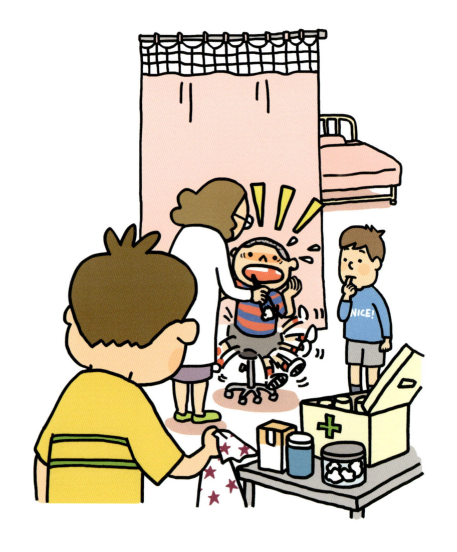

歯が抜けて、びっくりしちゃったのかな。
ぼくもこのまえ歯が抜けたけど、
そろそろ大人の歯が生えてくるのかな？

お姉ちゃん、どこにいるのかな？

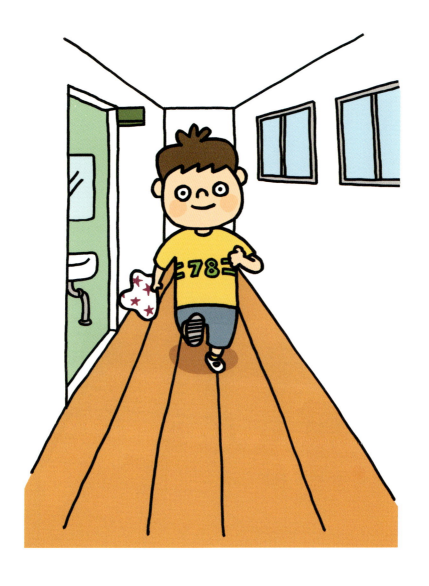

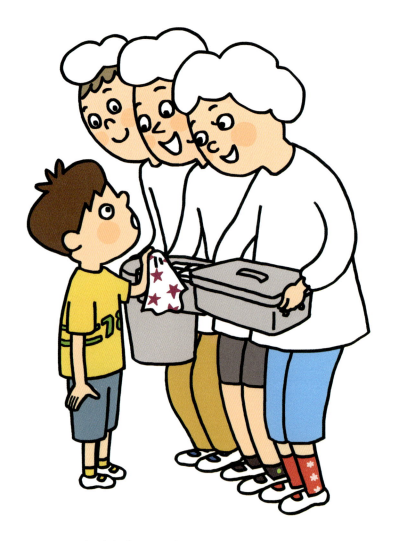

「あれれ、二年生の子が、

　こんなところでなにをしているのかな？」

「五年生の、お姉ちゃんを探しているんです」

「それなら、一緒にいきましょう」

あれ、ここは、僕の教室！

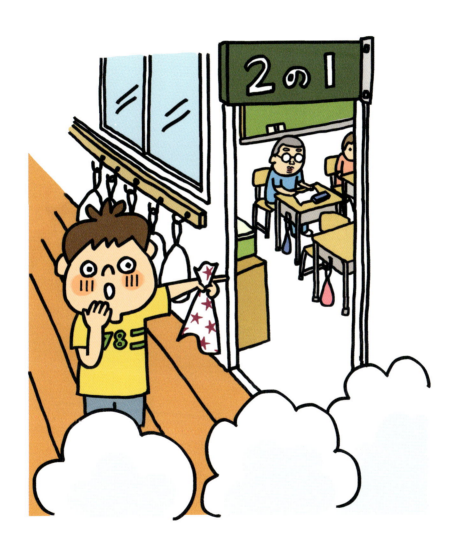

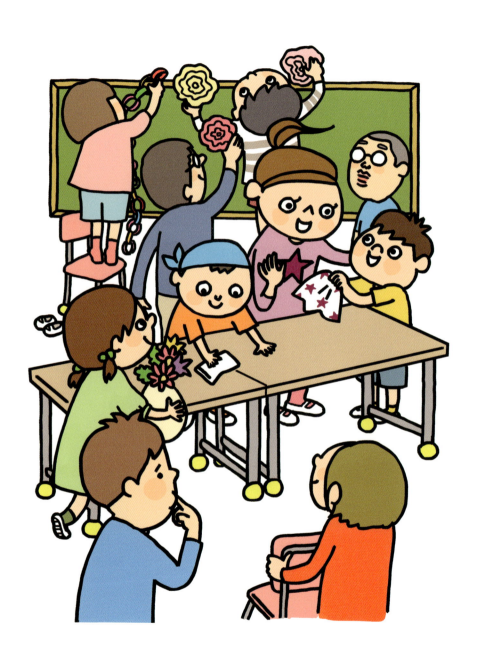

そうだ、今日はみんなで給食を食べる日だった！

「あ、ハンカチをもってきてくれたの？　ありがとう！」

―― いただきます！　おいしいね！
―― あ、こぼさないように気をつけて。
―― あんまり食べていないけど、にがてなものがあるのかな？

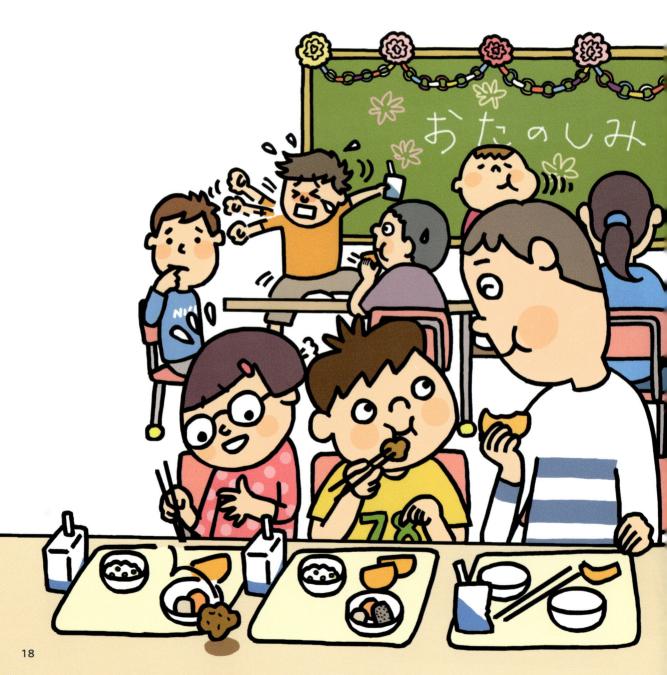

―― おっと、お箸がうまくつかえるかな？
―― あれ、歯が痛そうだけど、大丈夫？

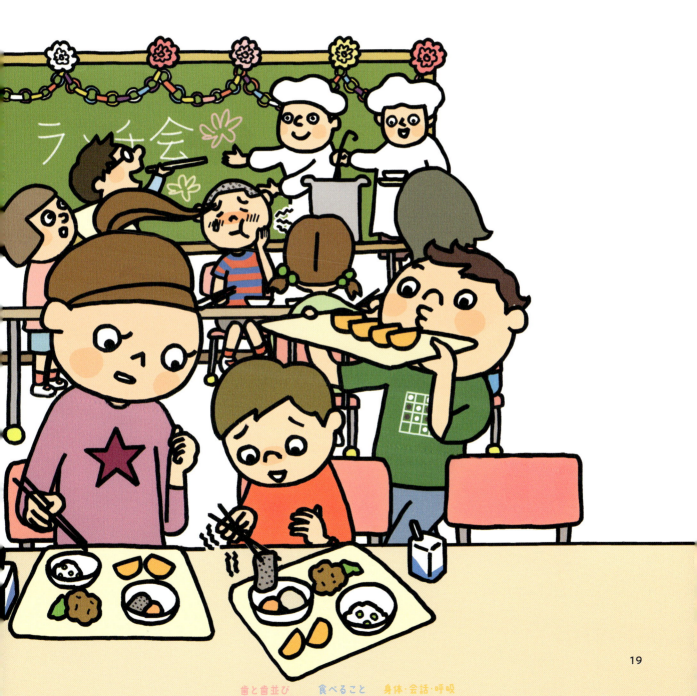

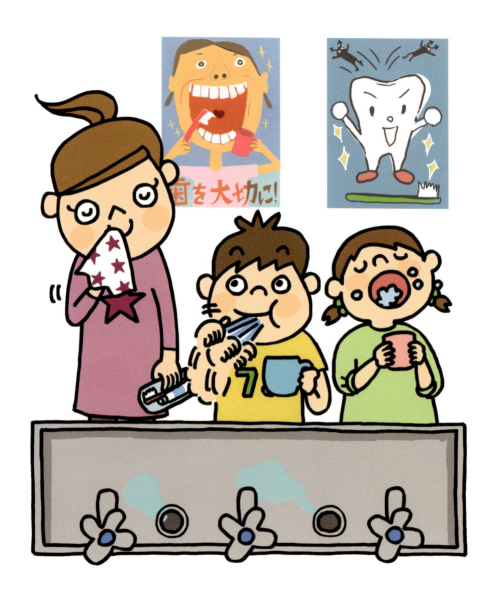

20

歯と歯並び　食べること　食味・会話・呼吸

── 今日は、ハンカチをもってきてくれてありがとうね。

── 学校のなか、いろいろと探検できたんだ。

── でも、授業中に外に出たら、怒られちゃうでしょ？

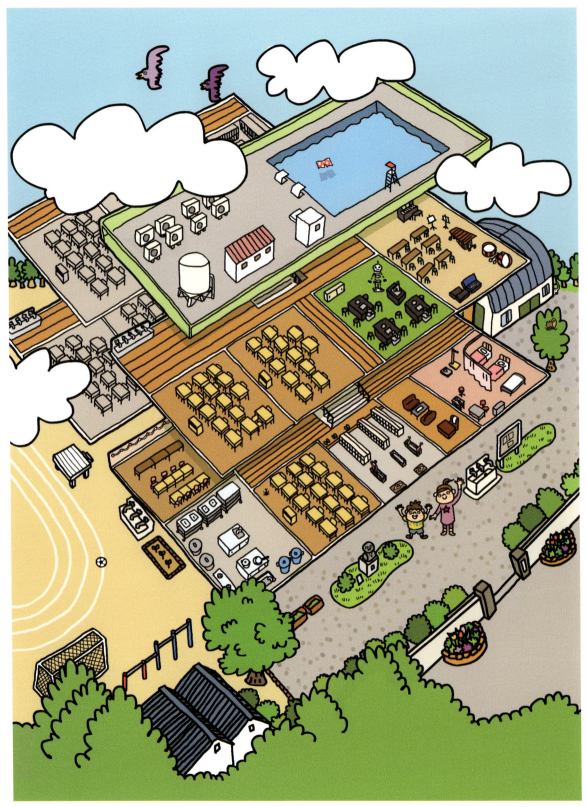

学童期の
歯と歯並び

　6歳ごろから、乳歯（子供の歯）が永久歯（大人の歯）に入れかわります。この際、一時的に歯並びが悪くなることがあります。また、この時期は歯並びのほかにあごの成長なども関わる時期です。お口まわりの健全な発育のため、気になることがあれば歯科医院で検査をするとよいでしょう。

　この時期に、お口まわりに癖（指しゃぶりや口呼吸）などがあると、今後の発育に影響することがあります。こうした点でも歯科医院が対応できることがありますので、気になることがあれば相談してみてください。

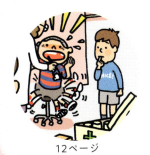
12ページ

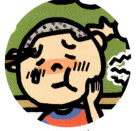
19ページ

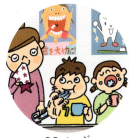
20ページ

「おはなし」のなかで出てきたこういったシーン、
実は歯と歯並びに関係があります。
気になることがあったら、ページをめくってみてください。

学童期の歯と歯並びの発達と発育

　6歳ごろから最初の永久歯である前歯（中切歯）と奥歯（6歳臼歯：第一大臼歯）が生えはじめます。とくに永久歯の前歯4本が乳歯と生えかわる期間は歯が並んでいる部分の幅（側方）と前後的な長さ（前方）の成長が著しい時期です。乳歯よりかなり幅の大きい永久歯の前歯が生えてくる7～8歳は一時的に歯の並び方に異常を生じたり、上あごの真ん中の前歯のあいだに隙間を生じたりします。多くの場合はとなりの永久歯が生えかわるあいだに位置が修正されますが、歯のねじれや重なりが強い場合には永久歯の歯並びの異常を招きます。また、乳歯の奥歯が生えかわりの時期よりもかなり早い時期に抜けてしまうと、第一大臼歯が前方に移動して、乳歯の奥歯の部分に生えてくる歯のスペースが不足することになります。従って、乳歯が早期に抜けてしまった場合には、そのスペースを保持するための装置（保隙装置（ほげきそうち））を装着する必要があります。

　8歳ごろになると上下の第一大臼歯と前歯4歯が生えそろい、かみあわせの垂直的な高さも著しく成長します。そして、9歳から11歳ごろに小臼歯と犬歯が永久歯に生えかわり、12歳ごろには全ての乳歯が永久歯と生えかわります。さらに12歳ごろから7番目の永久歯である奥歯（第二大臼歯）が生え始めて、14～15歳ごろに生え終わります。

学童期の歯と歯並びチェックポイント

- [ ] 6歳ごろから乳歯が抜けはじめ、12～13歳ごろには全ての歯が永久歯に生えかわります。
- [ ] 歯の生えかわりの過程で、一時的に歯並びに異常が生じたり、前歯に不自然な隙間ができたりします。多くの場合は永久歯が生えそろうときに修正されます。
- [ ] 歯の抜け替わる順番によっては、他の歯が生えてくるスペースがなくなってしまうことがあります。

永久歯の模式図

…前歯
…奥歯

上顎（上あご）
<ruby>上顎<rt>じょうがく</rt></ruby>

中切歯
<ruby>中切歯<rt>ちゅうせっし</rt></ruby>

第一
第二

側切歯
<ruby>側切歯<rt>そくせっし</rt></ruby>

第一
第二
第三

第一
第二
第三

小臼歯 <ruby>しょうきゅうし</ruby>　大臼歯 <ruby>だいきゅうし</ruby>　犬歯 <ruby>けんし</ruby>　大臼歯 <ruby>だいきゅうし</ruby>　小臼歯 <ruby>しょうきゅうし</ruby>

第三
第二
第一

第三
第二
第一

側切歯
<ruby>側切歯<rt>そくせっし</rt></ruby>

第二
第一

第二
第一

中切歯
<ruby>中切歯<rt>ちゅうせっし</rt></ruby>

下顎（下あご）
<ruby>下顎<rt>かがく</rt></ruby>

25

学童期の歯と歯並びで歯科医院に相談できること

　6〜8歳ごろは一時的に歯並びが悪くなることがありますが、この時期には永久歯の歯並びに移行する際に歯がうまく歯並びのなかに配列するか、犬歯（糸切り歯）が適切な位置に生えてくるのか、八重歯になる可能性もあるのか、ある程度の予測が可能です。永久歯の切歯（前歯）の部分に歯並びの異常がみられる場合には、第一大臼歯が生え終わる8歳ごろに小児歯科専門医に相談して、あごの骨格の形態や歯の大きさ、あごの幅や長さに関する精密な検査が必要かどうか相談することをお勧めします。

　また、歯の生えかわりが盛んな時期に口の周囲の癖（指しゃぶりや唇を咬む癖など）、さらに口呼吸などが長期間継続すると、歯の生える位置やあごの骨の成長方向の異常を招くことがあります。歯並びやあごの骨格の形態は、口の周囲の筋肉と舌の力の影響を受けます。まだ、永久歯が生えそろっていないからといって、様子をみているうちに正常なあごの骨の成長が妨げられて、骨格の異常を招くことにもなりかねません。舌や口もまわりの筋肉の運動によって、あごの形態や歯並びの異常を生じるため、成長期においては、できるだけ早い時期に口の機能（食べること、飲みこむこと、話すことや呼吸）に関する異常を発見して改善することが大切です。

学童期の歯と歯並びで歯科医院に相談できること

- ☐ 歯の生えかわりの過程で、歯並びが悪くなることがあります。一時的なものか、改善が必要なのか、歯科医院に相談してみましょう。
- ☐ 歯の生えるスペースやあごの形などは、第一大臼歯が生える時期には小児歯科専門医のいる歯科医院で検査をするとよいでしょう。
- ☐ 歯の生えかわり時期に指しゃぶりや口呼吸などの癖があると、歯の生える位置やあごの骨の成長にも影響することがあります。

学童期の 食べること

　6歳ごろになると、乳歯（子どもの歯）が抜け、永久歯（大人の歯）が生えてきます。その過程でかみあわせが変わったりすることがあり、うまくかめないと問題が生じますので、永久歯が適切に生えているか、確認をしましょう。

　また、この時期は学校生活が始まります。学校に通うリズムに馴染めないと朝食を食べられなかったり、ご家庭・ご家族の都合により孤食となったり、夕食の時間が極端に遅くなるなど、さまざまな問題が生じることがあります。すべての問題を一度に解決することが難しいかもしれませんが、歯科医院を中心としてすこしずつ改善をしていきましょう。

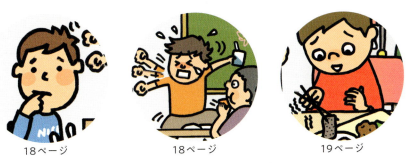

18ページ　　　18ページ　　　19ページ

「おはなし」のなかで出てきたこういったシーン、
実は食べることに関係があります。
気になることがあったら、ページをめくってみてください。

学童期の食べることの発達と発育

　6歳からの学童期は、乳歯（子どもの歯）が抜け、永久歯（大人の歯）に交換していく時期です。歯の生えかたやかみあわせが、咀嚼（噛みかた）、嚥下（飲みこみかた）に影響を及ぼすことがあります。学童期では、口唇を閉じてかんだり飲みこんだりすることが上手になり、ほとんどの食材を食べられるようになります。また箸などの食具を用いて食べることも上手にできるようになっています。

　学校給食での問題や、朝ご飯を食べない、ひとりきりで食事する、といった問題が増えてくる時期です。集団生活を送ることで同世代の友達との仲間関係が築かれるようになる一方で、それまで親密だった母親や父親など、大人へのかかわりが減少していきます。

学童期の食べることチェックポイント

- ☐ 6歳を過ぎると、子どもの歯が抜け、大人の歯が生えてきます。このとき、歯の生えかたやかみあわせが食べることに影響する場合があります。
- ☐ 食具の使い方も上手になり、ほとんどの食材を食べられるようになります。
- ☐ 学校生活がはじまると、朝食を食べられなかったり、集団生活における食事の問題が出てくる場合があります。

学童期の食べることで歯科医院に相談できること

学校給食でのつまずき

　学校給食が始まり、偏食が強い、咀嚼力が弱い、手の使い方が下手、食事する際の姿勢が悪い、といった問題が学校生活に影響してきます。学校に入学すると偏食が改善する例も多くありますが、一方で、より偏食が強固になり栄養不良に陥る場合があります。そのような場合は、医師や管理栄養士につなげる必要があるかもしれません。咀嚼力については、歯の生えかわりや口腔機能の未成熟が関係していることがあり、正しい評価や管理が必要となります。また、手の使いかたや姿勢についても、専門的なトレーニングが必要な場合には、作業療法士などのかかわりも重要となります。

朝ご飯を食べられない、食事のときはいつもひとり

　朝ご飯を食べない（朝食欠食）、ひとりきりで食事する（孤食）の問題が増えてきています。2017年度の文部科学省の調査[1]では、朝食を食べない子どもが小学6年生で13.1％、中学3年生で17.3％みられました。年齢が上がっていくと朝食を食べない子どもが増えていくようです。身体を作る大切な時期になるため、家庭でできるだけ朝食を食べていける環境づくりをしてあげましょう。他の家族の介護や仕事が忙しい、調理が苦手、健康がすぐれず食事を用意できない……など、さまざまな理由があると思います。家族だけで抱え込まず、相談するようにしてください。きっと解決の糸口がみつかると思います。

1）食育白書 平成29年度版　36頁
http://www.maff.go.jp/j/syokuiku/wpaper/attach/pdf/h29_wpaper-22.pdf

学童期の食べることで
歯科医院に相談できること

指しゃぶりには注意

　この時期になっても、まだ指しゃぶりをしていることがあります。この場合、前歯には開咬という隙間が開いてしまい、そこに舌を介在させて、舌を出しながら嚥下をする（飲みこむ）乳児様嚥下が見られるかもしれません。また、開咬は嚥下だけでなく、発音にも影響することがあります。

学童期の食べることで歯科医院に相談できること

☐ 歯の生えかわりにより、かみかたやかむ力に影響が出てくることがあります。

☐ 食具の使いかたや姿勢などは歯科医院のみならず、
　他の専門家とも連携をして対応できます。

☐ 朝食の欠食やひとりだけで食事をする孤食の問題がでてきます。
　歯科医院をはじめとしてさまざまな職種が協力して解決に向かいますので、
　まずは相談をしてみましょう。

学童期の
身体・会話・呼吸

　小学校に入るころには、同じ年齢であっても身長・体重に差が出てきます。しかし、そうであっても成長をしている時期でもあり、あるときに、大きく成長する場合もあります。ただし、「肥満」や「やせ」には気をつけたいところです。

　この時期になると、会話をするために必要な音がだいたい出すことができるようになります。だだし、発音が苦手な音がある場合、くちびるや舌の動きが悪かったり、歯並びが悪いなどの原因があるかもしれません。

　呼吸に関しては、口呼吸がある場合、何かしらの原因があるかもしれません。大人の歯の歯並びに影響が出たり、何かしらの疾患があるかもしれません。

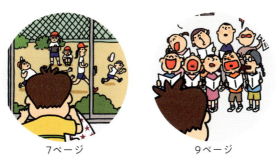

7ページ　　　　　9ページ

「おはなし」のなかで出てきたこういったシーン、
実は身体・会話・呼吸に関係があります。
気になることがあったら、ページをめくってみてください。

学童期の身体・会話・呼吸の発達と発育

● **身体**

　学童期にはいると、神経系は成人と比べてほぼ変わりなく発達します。身長や体重も、乳幼児期に比べるとその成長の度合いは緩やかになりますが、着実に伸びていきます。身長は年間で5~6cm程度、体重は2~3kg程の増加が見込まれますが、個人差もあります。

　体重については、肥満ややせに気を付けたいところです。学童期では主にローレル指数を用いて、肥満ややせを判断することがあります。

$$ローレル指数 = [体重(kg) \div 身長(cm)^3] \times 10^7$$

160以上	太りすぎ
159~145	太っている
145~116	標準
115~101	やせ
100以下	やせすぎ

● **呼吸や声**

　学童期では構音（声で音を出すこと）はほぼ完成しますが、いくつか発声が難しい音がある場合もあります。とくに、ラ行は小学校入学前後で10％程度の子どもで確立がされていないということもあるようです。構音の完成時期については個人差が大きく、発達を待つことも必要です。

　また、くちびるが閉じない、舌の動きが悪い、歯並びが悪いなどの理由で構音が悪い・できないということもあります。

　幼児期と同様に口呼吸が継続されると、学童期には骨格的にも変化を生じることがあります。歯並びの変化にも注意しながら、鼻疾患にも適切に対応していく必要があります。

　幼児園と学校には学校医や学校歯科医が必ず配置されているため、気になった時点で相談するとよいでしょう。連携のため、担当の先生にも相談してみることも重要です。

学童期の身体・会話・呼吸チェックポイント

- ☐ 体格については、乳幼児期の勢いはありませんが、身長・体重ともに伸びる時期です。
- ☐ 体重が増えない・増えすぎることによる問題もあります。
- ☐ 構音については学童期ではほぼ完成します。もし、発声に問題がある場合、機能的な理由も考えられます。

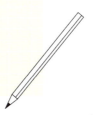

学童期の身体・会話・呼吸で歯科医院に相談できること

● 身体

　母子健康手帳などに記載されている標準的な身長や体重の伸びを外れると、不安になることがあります。ただし、身長・体重の発育は「歯の生えかた」や「食べること」ともかかわりがあり、様子をみることも必要です。不安に思うことがあれば、歯科医院に相談することもできます。

● 呼吸や会話

　前述のように学童期にかけて、構音についてはほぼ完成をします。発音が難しい音がある場合、口や口のまわりの機能的な問題があるかもしれません。気になる点があれば、歯科医院に相談してみましょう。
　また、口呼吸があるとその後の歯並びなどにも影響がでてくることがあります。慢性副鼻腔炎や口蓋扁桃、アデノイド肥大といった疾患による口呼吸がある場合がありますが、口の周囲の筋力不足などの場合もあります。歯科医院では検査機器を用いて、口唇閉鎖力や舌圧の検査をすることができます。また高頻度での口呼吸の場合は、小児科や耳鼻科などへの紹介も可能です。

学童期の身体・会話・呼吸で歯科医院に相談できること

- ☐ 身長・体重の伸びは個人差があります。
  極端な肥満ややせなどがあれば、歯科医院などに相談をしてみましょう。

- ☐ 学童期では構音が完成しますが、口や口のまわりの機能によっては
  うまく発音できない音があったりします。

- ☐ 口呼吸がある場合、疾患による原因があることがあります。
  この場合も相談をしてみましょう。